中医临床必读丛书

# 竹林寺女科秘传

清·竹林寺僧　撰
董少萍　整理

人民卫生出版社

**图书在版编目(CIP)数据**

竹林寺女科秘传/清·竹林寺僧撰　董少萍整理.
—北京:人民卫生出版社,2006.6
(中医临床必读丛书)
ISBN 978-7-117-07625-8

Ⅰ. 竹…　Ⅱ. ①竹…②董…　Ⅲ. 中医妇产科学-中国-清代　Ⅳ. R271

中国版本图书馆 CIP 数据核字（2006）第 044379 号

门户网：www.pmph.com　出版物查询、网上书店
卫人网：www.ipmph.com　护士、医师、药师、中医师、卫生资格考试培训



中医临床必读丛书

**竹林寺女科秘传**

**撰　　者：** 清·竹林寺僧
**整　　理：** 董少萍
**出版发行：** 人民卫生出版社（中继线 010-59780011）
**地　　址：** 北京市朝阳区潘家园南里 19 号
**邮　　编：** 100021
**E - mail：** pmph @ pmph.com
**购书热线：** 010-59787592　010-59787584　010-65264830
**印　　刷：** 北京铭成印刷有限公司
**经　　销：** 新华书店
**开　　本：** 850×1168　1/32　**印张：** 3.375
**字　　数：** 57 千字
**版　　次：** 2006 年 6 月第 1 版　2025 年 5 月第 1 版第 16 次印刷
**标准书号：** ISBN 978-7-117-07625-8/R·7626
**定　　价：** 10.00 元
**打击盗版举报电话：010-59787491　E-mail：WQ @ pmph.com**
（凡属印装质量问题请与本社市场营销中心联系退换）

# 出版者的话

中医要发展创新，提高临床疗效是必由之路。而提高临床疗效的捷径，就是继承前人宝贵的诊疗理论和丰富的临床经验。古今大凡著名医家，无不是在熟读古籍，继承前人经验的基础上而成为一代宗师的。厚积薄发，由博返约，是读书成才的必然过程。步入21世纪，中医的发展与创新仍然离不开继承，而继承的第一步必须是熟读中医古籍，奠定基础。这好比万丈高楼，筑基必坚；参天大树，扎根必深。

为了在新世纪进一步发展中医，提高中医临床疗效水平，针对目前中医现状，国家中医药管理局启动了"优秀中医临床人才研修项目"。该计划首批精选培养名中医200名左右，期望在新世纪再培养一大批中医临床大家，为我国人民的医疗保健再做贡献。做临床，必读古籍；做名医，更需要熟悉古籍并能灵活应用。为了适应中医临床人才培养计划，我们从"优秀中医临床人才研修项目"必读书目中先期精选了中医各科必读的20种予以整理出版，后51种相继出版发行，《中医临床必读丛书》的出版渐臻完备。本丛书共71种，所选精当，涵盖面广，多为历代医家推崇，尊为必读经典著作，在中医学发展的长河中，占有重要的学术地位。

本次整理突出了以下特点：①力求原文准确，每种医籍均由各科专家遴选精善底本，加以严谨校勘，为读者提供精确的原文。②原则上只收原文，不作校记和注释，旨在使读者在研习之中渐得旨趣，体悟真谛。③每书撰写了导读，介绍该书的作者生平、成书背景、学术特点，及对临床的指导意义以及如何学习运用等内容，提要钩玄，以启迪读者。为便于读者检索，书后附以索引。

期望本丛书的出版，能真正起到读古籍，筑根基，做临床，提疗效的作用，有助于中医临床人才的培养和成长，以推动我国中医药事业的发展与创新。

## 一、经典著作

《黄帝内经素问》
《灵枢经》
《伤寒论》
《金匮要略》
《温病条辨》
《温热经纬》

## 二、通用著作

《素问玄机原病式》
《素问病机气宜保命集》
《儒门事亲》
《脾胃论》
《兰室秘藏》
《格致余论》
《丹溪心法》
《景岳全书》
《医贯》
《理虚元鉴》
《慎柔五书》
《医宗金鉴》
《石室秘录》
《杂病源流犀烛》
《类证治裁》
《医林改错》
《血证论》
《本草备要》
《医方集解》
《名医类案》
《医学衷中参西录》

## 三、各科著作

### (一)内科

《金匮钩玄》
《秘传证治要诀及类方》
《医宗必读》
《医学心悟》
《证治汇补》
《医门法律》
《张氏医通》
《张聿青医案》

《临证指南医案》
《症因脉治》
《医学入门》
《医醇賸义》

**(二)外科**

《外科证治全生集》
《外科发挥》
《疡科心得集》
《外科精义》

**(三)妇科**

《妇人大全良方》
《女科经纶》
《傅青主女科》
《竹林寺女科秘传》
《济阴纲目》

**(四)儿科**

《小儿药证直诀》
《活幼心书》
《幼科发挥》
《幼幼集成》

**(五)眼科**

《秘传眼科龙木论》
《审视瑶函》
《银海精微》
《目经大成》
《眼科金镜》

**(六)耳鼻喉科**

《重楼玉钥》
《口齿类要》
《喉科秘诀》

**(七)针灸科**

《针灸甲乙经》
《针灸大成》
《针灸聚英》

**(八)骨伤科**

《永类钤方》
《仙授理伤续断秘方》
《世医得效方》
《正体类要》
《伤科汇纂》
《厘正按摩要术》

**(九)养生**

《遵生八笺》
《老老恒言》

人民卫生出版社

2006 年 5 月

# 序

中医药学是具有中国特色的生命科学，是科学与人文融合得比较好的学科，在人才培养方面，只要遵循中医药学自身发展的规律，只要把中医理论知识的深厚积淀与临床经验的活用有机的结合起来，就能培养出优秀的中医临床人才。

近百余年西学东渐，再加上当今市场经济价值取向的作用，使得一些中医师诊治疾病，常以西药打头阵，中药作陪衬，不论病情是否需要，一概是中药加西药。更有甚者不切脉、不辨证，凡遇炎症均以解毒消炎处理，如此失去了中医理论对诊疗实践的指导，则不可能培养出合格的中医临床人才。对此，中医学界许多有识之士颇感忧虑而痛心疾首。中医中药人才的培养，从国家社会的需求出发，应该在多种模式多个层面展开。当务之急是创造良好的育人环境。要倡导求真求异，学术民主的学风。国家中医药管理局设立了培育名医的研修项目，首先是参师襄诊，拜名师制订好读书计划，因人因材施教，务求实效。论其共性则需重视“悟性”的提高，医理与易理相通，重视易经相关理论的学习；还有文献学、逻辑学，生命科学原理与生物信息学等知识的学习运用。“悟性”主要体现在联系临床，提高思想思考思辩的能力，破解疑难病例获取疗效。再者是熟读一本临证案头书，研修项目精选的书目可以任选，作为读经典医籍研修晋阶保底的基本功。第二是诊疗环境，我建议城市与乡村、医院与诊所、病房与门诊可以兼顾，总以多临证多研讨为主。若参师三五位以上，年诊千例以上，必有上乘学问。第三是求真务实，“读经典做临床”关键在“做”字上苦下功夫，敢于置疑而后验证、诠释进而创新，诠证创新自然寓于继承之中。

中医治学当溯本求源，古为今用，继承是基础，创新是归宿，认真继承中医经典理论与临床诊疗经验，做到中医不能丢，进而才是中医现代化的实施。厚积薄发、厚今薄古为治学常理。所谓勤求古训、融汇新知，即是运用科学的临床思维方法，将理论与实践紧密联系，以显著的疗效、诠释、求证前贤的理论，寓继承之中求创新发展，从理论层面阐发古人前贤之未备，以推进中医学科的进步。

综观古往今来贤哲名医均是熟谙经典，勤于临证，发遑古义，创立新说者。通常所言的“学术思想”应是高层次的成就，是锲而不舍长期坚持“读经典做临床”在取得若干鲜活的诊疗经验的基础上，应是学术闪光点凝聚提炼出的精华。笔者以弘扬中医学学科的学术思想为己任而决不敢言自己有什么学术思想，因为学术思想一定要具备有创新思维与创新成果，当然是在继承为基础上的创新；学术思想必有理论内涵指导临床实践，能以提高防治水平；再者学术思想不应是一病一证一法一方的诊治经验与心得体会。如金元大家刘完素著有《素问玄机原病式》，自述“法之与术，悉出《内经》之玄机”，于刻苦钻研运气学说之后，倡“六气皆从火化”，阐发火热症证脉治，创立脏腑六气病机、玄府气液理论。其学术思想至今仍能指导温热、瘟疫的防治。非典型传染性肺炎(SARS)流行时，运用玄府气液理论分析证候病机，确立治则治法，遣药组方获取疗效，应对突发公共卫生事件造福群众。毋庸置疑刘完素是“读经典做临床”的楷模，而学习历史，凡成中医大家名师者基本如此，即使当今名医具有卓越学术思想者，亦无例外，因为经典医籍所提供的科学原理至今仍是维护健康防治疾病的准则，至今仍葆其青春，因此“读经典做临床”具有重要的现实意义。

值得指出，培养临床中坚骨干人才，造就学科领军人物是当务之急。在需要强化“读经典做临床”的同时，以唯物主义史观学习易经易道易图，与文、史、哲，逻辑学交叉渗透融合，提高“悟性”指导诊疗工作。面对新世纪东学西渐是另一股潮流，国外学者研究老聃、孔丘、朱熹、沈括之学，以应对技术高速发展与理论相对滞后的矛盾日趋突出的现状。譬如老聃是中国宇宙论的开拓者，惠施则注重宇宙中一般事物的观察。他解释宇宙为总包一切之“大一”与极微无内之“小一”构成，大而无外小而无内，大一寓有小一，小一中又涵有大一，两者相兼容而为用。如此见解不仅对中医学术研究具有指导作用，对宏观生物学与分子生物学的链接，纳入到系统复杂科学的领域至关重要。近日有学者撰文讨论自我感受的主观症状对医学的贡献和医师参照的意义；有学者从分子水平寻求直接调节整体功能的物质，而突破靶细胞的发病机制；有医生运用助阳化气，通利小便的方药能同时改善胃肠症状治疗幽门螺杆菌引起的胃炎，还有医生使用中成药治疗老年良性前列腺增生，运用非线性方法，优化观察指标，不把增生前列腺的直径作为惟一的“金”指标，用综合量表评价疗效而获得认许，这就是中医的思维，要坚定地走中国人自己的路。

人民卫生出版社为了落实国家中医药管理局设立的培育名医的研修项目，先从研修项目中精选 20 种古典医籍予以出版，余下 50 余种陆续刊行，为我们学习提供了便利条件，只要我们“博学之，审问之，慎思之，明辩之，笃行之”，就会学有所得、学有所长、学有所进、学有所成。治经典之学要落脚临床，实实在在去“做”，切忌坐而论道，应端正学风，尊重参师，教学相长，使自己成为中医界骨干人才。名医不是自封的，需要同行认可，而社会认可更为重要。让我们互相勉励，为中国中医名医战略实施取得实效多做有益的工作。

王永炎

2005 年 7 月 5 日

# 导 读

《竹林寺女科秘传》一卷，又名《济阴至宝录》、《妇科秘方》。是一部具有较高临床实用价值的妇科专著。书中分别对月经病、血崩、带下、妊娠、护胎、产后病以及妇科杂证等作了详细论述。论后附方，所例方药多为世代相传的效验方，其中有些方药仍为现代临床所常用。

## 一、《竹林寺女科秘传》与作者

《竹林寺女科秘传》为清代竹林寺僧传女科著作之一。竹林寺位于浙江省肖山县，据传自五代后晋建寺后，寺中僧人有善医女科病症者，并逐代相传，闻名于世，所授女科著作，均秘不外传，自清初以后，始有传抄的各种刊本行世。但书名与内容、体例均有较大的出入，种类亦多达 30 余种。《竹林寺女科秘传》即为传本之一。

该书成书并刊于清乾隆六十年（1795）。是书 1 卷，分 15 个门类，共论述月经 40 症、血崩并赤白带下诸症、胎前 38 症、产后 19 症、乳门 15 症等。每门分论病证，论后附方。所载诸方多系代代相传之效验者。其方药切当，颇多可取之处。现存清乾隆六十年云南夏晴岚刻本、清道光元年刻本等刊本。

## 二、《竹林寺女科秘传》的学术特点及其对临床的指导意义

《竹林寺女科秘传》对于中医妇科疾病的认识与治疗，都具

有独到之处，其中有些方药仍为现代妇科所常用。

**1. 对月经病的认识与治疗**

本书认为月经病的产生，主要有机体的正气不足，阴阳失调，气血虚弱，复感寒热等，导致气血不和，脏腑损伤，冲任失调所致。书中例举月经病症 40 种，详细阐述了月候不调、行经前后诸证、经色异常等病证的证治，其间颇多创见。如调经专以理气补心脾为主，认为：因脾土不胜，不思饮食，血衰经水或在后，次月饮食多进则经水又在前，此种症状，不须调经，只宜理脾。可见其论述简明扼要，切合实用。其后另附血块气痛等病症的症治。

**2. 对妊娠病的认识与治疗**

妇女在妊娠期间，发生与妊娠有关的疾病，称妊娠病。也称胎前病。该书详细论述了胎前诸证的病机方治，认为妊娠病的病因病机有胎儿及母体两个方面的因素，所以治疗原则一般为治病与安胎并举。需要注意的是，在治疗中必须辨明是母病影响及胎儿，或胎病影响及母体，分清标本，辨证施治。但无论是母病及胎或是胎病及母，都首先要顾护胎元，注意安胎，这是治疗胎前病的基本原则。该书共例举了 38 种胎前病证及证治，又增补护胎法 23 种。对现代养胎护胎及妊娠病的治疗，有一定的参考价值。

**3. 对产后症的认识与治疗**

妇女在产后百日以内发生与分娩有关的疾病，称为产后病。该书详细论述了因临产失血耗气，引起的气血不足；因恶露未尽，所致瘀血内阻，气机不利；以及因产后体虚，导致外感六淫，内伤七情，饮食和房事所伤等诸疾。提出治当补虚与祛邪并用，书中所例方药，可择精而用。

## 三、如何学习应用《竹林寺女科秘传》

《竹林寺女科秘传》是一部具有一定实用价值的妇科著作，其内容丰富翔实，析分诸证，详其方治。学习应用该书，对书中的方药可结合临床实践，参考应用。特别需要注意的是，书中的方药多为师承相传，难免有些不科学、不健康甚或荒谬之处，学习应用时应须鉴别，区别对待。

董少萍

2006年4月

# 整理说明

《竹林寺女科秘传》是一部有一定临床价值的妇科专著。共一卷，十五个门类，所论内容十分丰富，包括月经病、血崩、带下、种子、胎前、难产、产后、妇科杂症等方面。较为详尽地论述了妇科各种病证的病因、病机、病症、方药等，是中医妇科中一部不可多得诊疗验方集。

由于该书是由竹林寺僧师，世代相传秘授的一部妇科专著，经世代传抄，有多种刊本行世。且书中难免产生讹错。为了更好地发挥本书的作用，挖掘其使用价值，特对其做必要的校勘整理。现将校勘整理的有关问题说明如下：

1. 本次整理以校勘为主，本书的校勘方法，以对校、本校、他校、理校四种方法进行。以清代同治李光明庄刻本作底本，以清抄本为主校本。

凡底本中的明显错别字，予以径改，不出校。凡异体字、古今字及俗写字，均以现代常用字律齐，亦不出校。对某些通假字，则尽量恢复本字。

2. 凡底本与校本出现异文时，若属底本错脱衍倒者，均据校本给予改补删移。明显错误者予以径改，不出校。

3. 对本书目录参照正文标题，不一致之处，均作核改，谨此说明。

4. 为统一本书体例，将药物组成前未例方名者，依文义补上。

5. 将本书方剂以笔画为序作索引、附于书后，便于读者查阅。

由于本人水平有限，收集资料尚有不足，不当之处，亦或难免，敬请同道示教。

# 序

《汉书·艺文志》载《妇人婴儿方》十九卷，此妇科专书所由昉矣。《唐书·艺文志》载《杨氏产乳集验方》三卷，此产科专书所由昉矣。《金匮要略》中，治妇人之方，尝别录单行。《千金要方》列妇人、妊娠于首，无非以广生达生为重而已。《妇科秘方》一书萧山竹林寺老僧传诸异人，夏晴岚少府借录于还俗僧范某。而西湖春崖氏刻于云南者也。《胎产护生篇》一书，淮南李小有长科得前明漳州颜壮其茂猷所序，四明卜氏所传。《产家要诀》益以家藏良方，复请程还九及当湖陆予绵锡禧、京口何继充、何嗣充、昆陵杨季衡启鳳为之参定。而清源林恕菴秀、于东长泰先后刻之者也。道光已丑庚寅间，梅氏合刻此二书，并增补数十方于《妇科秘方》之内。咸丰辛酉，其板重刊。而流播未广，勒少仲、方伯与文澜购得是书，喜其详瞻分明，便于检阅，因复授梓，以广其传，剞劂告成。爰檃括旧序之要语，以志缘起，俾阅者咸知，功效久著，惠济良多，庶几宇内风行，引仁术于勿替焉。

同治丙寅孟夏秀水杜文澜序

# 目录

# 月经四十症



一症　月经前期

其症经前血来如胆水，五心作热，小腹腰痛，面色痿黄，不思饮食，乃气虚也。先用黄芩散退其烦热，后用调经丸。次月色胜而愈。

**黄芩散**

黄芩六分　川芎八分　当归　白芍　苍术各一钱　甘草三分　知母　花粉各五分

水一碗，煎七分，温服。

**调经丸**

三棱　莪术　白芍　生地各一钱　元胡　茯苓各一两　川芎八分　小茴八分　八角八分　乌药八分　熟地一钱　砂仁五分　香附一两二钱　秦归一钱

共为细末，米糊为丸，如桐子大。不拘时，酒下一百丸。

二症　月经后期

其症经来如屋漏水，头昏目暗，小便作痛，更兼白带，喉中臭如鱼腥，恶心吐逆。先用理经四物汤，次用内补当归丸。次月即愈。

**理经四物汤**

川芎　生地　白术　柴胡　当归　香附　元胡各一钱　白芍　三棱各八分　黄芩八分

水一碗，煎七分，临卧服。

如有白带加小茴一钱。

**内补当归丸**

当归　川断　萸肉　蒲黄炒黑　白芷　厚朴　茯苓　苁蓉各一两　阿胶一两　甘草　干姜各五钱　川芎八钱　熟地一两五钱　制附子三钱

共为末，炼蜜丸，如桐子大。空心，酒下八十丸。

三症　经来或前或后

此症因脾土不胜，不思饮食，由此血衰，经水或在后。次月饮食多进，经水又在前。不须调经，只宜理脾。脾土胜，血旺气匀，自然经水应期。当服紫金丸。

**紫金丸**

陈皮五钱　红豆六钱　良姜　莪术　乌药各八钱　槟榔六钱　枳壳八钱　砂仁六钱　三棱一两

共为细末，米糊为丸，如桐子大。食后，米汤送一百丸。或加小茴六钱，香附四两，酒、醋各二两，制服。



四症　血虚发热

此症因妇人性急于行经时房事，触伤胁中，结一块如鸡子大，在左右两胁。月水不行，五心发热，目暗头昏，咳嗽生痰，先用逍遥散止其热，次用紫菀汤止其嗽。若过半年，则无救矣。

**逍遥散**

秦归　白术各八分　地骨皮一钱　柴胡八分　黄芩六分　薄荷四分　胆草五分　石莲肉一个　花粉八分　白芍八分

水煎七分，空心服。

**紫菀汤**

阿胶炒，研，八分，冲服　北五味五分　贝母去心　紫菀去壳　苏子炒，研，八分　杏仁去皮尖，一钱五分　桑白皮蜜炙，一钱　知母炒，一钱　枳实一钱　桔梗八分　款冬花六分

水一碗，煎七分，临卧服。

五症　经闭发热

此症因行经时及产后，食生冷水果等物所致。盖血见水则凝滞，初起三日，生寒作热，五心烦热，脾土不胜。若半年一载不治，变作骨蒸。子午发热，潮热，肌肉削瘦，泄泻不止，恐难保矣。须照前症逍遥散、紫菀汤治之。倘病人重甚，用鸦片三厘，调甘草汤送下，有起死回生之功。方见前。

六症　经行气痛

此症经来一半，气虚作泻，乃血未尽，腹中作痛，变发潮热。或竟亦不发热。当用红花散，破其余血，则热止痛安。

**红花散**

红花炒　牛膝　当归　苏木各一钱　三棱八分　莪术八分　枳壳六分　赤芍八分　川芎五分

水煎服。

七症　经来不止

此症经来或半月或十日不止，乃血热妄行。当审其妇曾吃椒、姜、热物过度，是为实症。用金狗散治之。

**金狗散**

川断　地榆　阿胶炒成珠　白芷　金毛狗脊各一

钱　白芍　川芎　黄芩炒，各一钱　熟地二钱

水煎服，一贴。

八症　经来如黄水

此症乃虚症，不可服凉药，用加味四物汤，以暖其经，和其血。次月，血胜而愈。

**加味四物汤**

川芎　当归　乌药　元胡各一钱　白芍　小茴炒，各八分　熟地二钱

姜三片，枣二枚，水一碗，煎七分，空心服。

九症　经来如绿水

此症全无血色，乃大虚大冷，不可用凉药，用乌鸡丸，服至半月，非但病愈，而且有孕矣。

**乌鸡丸**

天雄　附子　当归各三钱　鹿茸　山药　苁蓉　肉桂　茯苓各一两　蒲黄炒黑　白芍　萸肉各一两　熟地五钱　川芎五钱　乌鸡肉酒蒸，三两

共为末，米糊为丸，如桐子大，空心，酒下一百丸。

十症　经来白色

此症竟无血色，五心烦热，小便作痛，面色青黄，乃血气虚也。亦宜用乌鸡丸服之。若服半月，定然有孕。

十一症　经水成块，葱白色，又如猪血黑色

此症头昏，目暗，唇淋，乃虚症也，切勿用凉药。急宜用内补当归丸。方见第二症。

十二症　经来臭如夏月之腐

此系身衰血弱，更伤热物所致。旧血少，新血不接，则臭如夏月之腐。譬如沟渠积久，无雨则臭也。宜用龙骨丸立效。

**龙骨丸**

龙骨　螵蛸　牡蛎　生地各一钱　当归　川芎　茯苓各八分　黄芩六分　白芍八分

炼蜜为丸，如弹子大。空心，酒下一丸。

十三症　经来不止，如鱼脑髓

此症两足疼痛，不能动履。乃下元虚冷，更兼风邪所致。宜用甦风止痛散。

**甦风止痛散**

天麻　僵蚕　乌药　牛膝各一钱　石南藤　独活

紫荆皮　当归　乳香各一钱　川芎五分　骨碎补一钱，研

姜三片，葱二根，水煎服。

十四症　经来如牛膜片

此症经来不止，兼如牛膜片色样，昏倒在地。乃气结成也。其症虽惊其人，无事用，朱雄丸立效。

**朱雄丸**

朱砂二钱　茯苓一两

共为末，水和为丸，如梧桐子大，姜汤送下五十丸。

十五症　经来下血胞

此症经来不止，或下血胞三五个，如鸡子大，似絮用刀割开，似石榴子。其妇昏迷，不省人事。服十全大补汤三五剂，立愈。

**十全大补汤**

川芎　白芍　人参　茯苓各八分　当归　白术　黄芪各一钱　肉桂五分　熟地二钱　甘草五分

姜三片，枣三枚，水一碗，煎七分。空心服，立效。

十六症　经来痛如刀割

此乃血门不通，人皆用八珍散，我用牛膝汤一剂，有功。

**牛膝汤**

牛膝三钱　乳香二钱　麝香一钱

水一碗半，入牛膝，煎至一碗。临服入乳香、麝香于内。空心，服一贴，即愈。

如火症，用朱砂六一散。

十七症　经来吊阴，痛不可忍

此症有筋二条，从阴吊至乳上，疼痛，身上发热。宜川练汤二贴，立愈。

**川楝汤**

猪苓　泽泻　白术　小茴炒　大茴炒　乌药　川楝子　延胡　乳香各一钱　木香　麻黄　槟榔各五分

姜、葱，水一碗煎。热服，汗发，立效。

十八症　经来未尽，潮热气痛

此症经来一半，觉口燥，小便痛，遍身潮热，头痛。皆因伤食并食冷物，血滞不能行，有瘀血在内，不可用补，只宜凉药。若痛用莪术散。

**莪术散**

莪术　三棱　红花　牛膝　苏子各一钱

水一碗，煎七分，空心服。

十九症　经来尽作痛

此症手足麻木。乃腹中虚冷，气血衰甚。用四物汤，立效。

**四物汤**

人参　川芎各一钱　当归一钱　杭芍一钱，酒炒

姜三片，枣二枚，水煎服。

二十症

经来小腹结成一块，如皂角一条，横过疼痛。此症不思饮食，面色青黄。急用元胡散治之。半月其块即消。

**元胡散**

元胡四钱　发灰三钱

共为末，酒调服。

二十一症

经来胁气痛，如痞一块在胁内，其血淡黄色。此症宜治块为先，用四物元胡汤，立愈。

**四物元胡汤**

川芎　当归　白芍各八分　熟地一钱五分　沉香三分　元胡一钱二分

加姜三片，水煎服。

或用：当归　川芎　元胡　白芍各四钱　沉香三钱

分作四剂，水煎服。或为末，老酒送下亦可。



二十二症　经来遍身疼痛

此症经来二三日，疼痛遍身者，乃寒邪入骨，或热或不热。宜解表，以乌药顺气散，发汗而安。

**乌药顺气散**

乌药　僵蚕　白芷　陈皮　枳壳各八分　炮姜　甘草各五分　麻黄四分

姜三片，葱一根，水煎服。

二十三症　触经伤寒

此症经来，忽然误食生冷。遍身潮热，痰气紧满，恶寒，四肢厥冷。乃触经伤寒。急投五积散，立效。

**五积散**

厚朴　陈皮　茯苓　白芷　枳壳各八分　川芎五分　半夏　香附各一钱　苍术　柴胡各四分　干姜五分　青皮六分　肉桂　紫苏梗　地骨皮各五分

姜三片，葱二根，水煎，热服。

二十四症　逆经上行

此症经从口鼻中出。因过食椒、姜、热毒之物所致。用犀角地黄汤数贴，立愈。

**犀角地黄汤**

犀角　白芍　丹皮　枳实　黄芩各一钱　生地二钱　紫苏梗八分　橘红　甘草各三分　百草霜八分

水煎，空心服。



二十五症

经从口鼻中出，不行下而行上，五心发热，咳嗽气紧。当用红花散，七贴，推血下行。次用冬花散止咳嗽。服七贴，热去全安。

**红花散**

红花　苏木各八分　黄芩　花粉各六分

水煎，空心服。

**冬花散**

枳实　粟壳蜜炙　紫苏梗　苏子　紫菀　桑皮炒　知母各八分　石膏　杏仁各一钱　冬花蕊八分

水煎，空心服。

二十六症　逐日经来

此症经来，日有几点则止，过五日或十日又来几点。一日来三四次，面色青黄。先用胶艾汤二贴，次用紫金丸。次月即愈。

紫金丸，见第三症。

**胶艾汤**

川芎八分　熟地一钱　艾叶三钱　阿胶一钱，炒，研

枣三枚，空心，煎服。

二十七症　经来狂言，如见鬼神

此症经行时，或因家事触怒，气阻逆血攻心，不知人事，狂言谵语。先用麝香散宁其心，后用茯苓丸除根。

**麝香散**

麝香　辰砂　甘草各三分　木香五分　人参　紫苏梗　柴胡　茯神　远志去心，各八分

水煎，不拘时服。

**茯苓丸**

茯苓　茯神　远志去心，各八分　朱砂五分

猪心一个，米糊为丸，金银器煎汤，送下五十丸。

二十八症

经来常呕吐，不思饮食。宜用丁香散。

**丁香散**

丁香　干姜各五钱　白术一钱

共为末，清晨米汤送三匙。

二十九症　经来饮食后即吐

此症痰在心胸，隔住米谷，不思饮食。先用乌梅丸化去痰延，后用九仙夺命丹，立愈。

**乌梅丸**

朱砂　雄黄　木香各五钱　乳香　没药各一钱　草果一个

乌梅肉为丸，弹子大。每服，用黄酒化一丸，含之。

**九仙夺命丹**

豆豉　枳壳　木香　苍术　陈皮　山楂子各一钱　草果一个　厚朴　茯苓各二钱

共为末，姜汤调服。

三十症　经来遍身浮肿

此因脾土不能克化，故变为肿。宜用木香调胃散。

**木香调胃散**

木香　陈皮　甘草各三分　三棱　莪术　木通各八分　山楂八分　红豆蔻三分　香附　砂仁各一钱　姜皮三分　车前子一钱　大腹皮八分

水煎，空心服。

三十一症　经来泄泻，如乳儿屎者

此乃肾虚，不必治脾。用调中汤七贴，立效。

**调中汤**

人参　白术各八钱　北五味　甘草各三钱　干姜五分

姜三片，水煎，空心服。



三十二症　经来痢疾，或前或后

此症月水将临，伤食椒、姜、鸡肉热毒之物，至五脏变作痢疾。诸药无效，宜用甘连汤三贴，如神。

**甘连汤**

甘草五钱　川连姜炒，二钱　干姜一钱

水煎，不拘时服。

三十三症　经来大小便俱出

此症名曰蹉经。因食热汤过度，多积而成。宜用五苓散，解热毒，调其阴阳，即安。

**五苓散**

猪苓　泽泻　白术　赤苓　川芎　阿胶炒　当归各一钱

水煎，空心服。

三十四症　经来咳嗽

此症喉中出血，乃肺燥金枯。即用茯苓汤，去其咳嗽，须用鸡苏丸，除根。

**茯苓汤**

茯苓　前胡　半夏　紫苏梗　枳实　陈皮　葛根各八分　当归　白芍　生地各一钱　人参　苏子各五分　甘草三分　桑皮六分

姜三片，空心，煎服。

**鸡苏丸**

萝卜子九升　川贝母四两

共为末，蜜为丸，如桐子大。空心，白滚水送五十丸。

三十五症　经来腹如鼓大

此症二三月不来，腹大如鼓。人皆以为有孕，一日崩下血来，血胞内有物，如虾子样，昏迷，不知人事。若体胜者，只服十全大补汤方见十五症可愈。如形瘦体虚者，十死无生。

三十六症　经来小便出白虫

此症经来血内出白虫如鸡肠大，满腹疼痛。治宜推虫于大便。先用追虫丸，后用建中汤补之。

**追虫丸** 此方必须认证，的确如口唇时红时白，呕恶腹痛，方是有虫。如口唇如常，腹不痛，慎勿乱服。

麝香五钱 槟榔 牵牛 续随子 甘遂 大戟各五钱 大黄二两 紫菀花五钱

共为末，面糊丸，如桐子大，多少岁用多少丸，酒送下。

**建中汤**

黄芪 肉桂 干姜各五钱 白芍一两

共为末，滚水下。

三十七症 经来潮热，旬日不思饮食

此症经来，胃气不开，故不思饮食。开胃为先，不必用别药，只用鸭血酒，即安。将白鸭头顶上取血，冲酒服之。

一云：鸭舌尖上取血，服之。

三十八症 女子经闭

夫室女，月水初行，血海不知保养，并将冷水洗手，血见冷即凝，不出血海，以致经闭。面色青黄，遍身浮肿。若作水肿治之，不效。宜用通经散，疏其血，消其肿。

**通经散**

三棱　莪术　赤芍　川芎　当归　紫菀花　刘寄奴各八分　穿山甲一片

米糊为丸，酒送下。

三十九症　经来吐蛔虫

此症经来寒热，四肢厥冷，大汗，吐蛔虫，痰气紧满，有死无生。可用使君子二十个，捶烂，火煨，茶送。

四十症　血山崩

若初起者，宜用十灰丸。崩久体虚者，宜用鸡子汤。如小腹痛，用加味四物汤，服之愈。方见第八症。

**十灰丸**

阿胶五钱　苎根　侧柏叶　棕榈　蕲艾　棉　绢　胎发各一团　百草霜　白茅根各一钱

各烧灰，存性，为末，白滚水送下。

**鸡子汤**

鸡子三个　葱三根　姜一两

共捣如泥，以麻油锅内炒热，入老酒，去渣，热服。

# 增补经疾并血块气痛十症

治经行腹痛。

桃仁七粒，水泡，去皮尖，研如泥　百草霜一钱，细研

无灰酒冲服。

治经来作痛。

老姜四两

捣汁，将姜渣入老酒二碗，锅内一蒸，取起，入姜汁服。发汗，立愈。

治经行三四日不止。

牛膝根入鸡腹内，甜酒煮吃。或红花煮酒，每临卧，常饮二三盅，效。

治月经逆行，血从口鼻中出者。

上好陈墨，水磨浓，一小盏，服之，其血立止。再，以归尾、红花各三钱，水半盅，煎八分。空心，温服，效。

治妇人室女，经脉不通神效方。

大黄烧，存性　生地各二钱

共为末，空心，老酒调服。

治妇人干血，气滞，调经丸。

川大黄四两

为末，盐、醋熬成膏丸，如芡实大。每服一丸，酒化开，临卧服。大便利，红脉自下，真仙方也。

或加香附，便利，红脉自下，真仙方也。

又方

加童便浸炒香附末二两，入膏为丸，桐子大，热酒下四十丸。

又方

治妇人血块，气痛甚者，爬床席，十指出血。

用川绵纹大黄一斤，作四份。四两酒煮七次，四两醋煮七次，四两童便煮七次，四两盐水煮七次。共晒干，合一处蒸之。如此蒸晒七次，为末用。当归、熟地各一两，拌，煎浓汁一碗，为丸，如桐子大。每遇心疼，气痛，用小茴香炒研七分，煎汤送下三十丸。有块者，一月之内下小小血粒，自此除根，不痛。

经血不通，红花汤下。

治血气、血积、血癖

用藕节、荷叶蒂各等分，为末。每服二钱七分，热酒调下。或煎服，不拘时，每日三服，大效。

治妇人痃癖及血气块等症神效。

用獖猪肝一具，可及十两者，以巴豆五十枚，去皮壳，入肝内，用盐、醋三碗，煮肝极烂。去巴豆不用，入京三棱末，调和干湿得宜，丸如桐子大。每服五丸，食前温酒送下。此方用巴豆，须分寒热。如寒症，遇暖而安，遇寒即痛。热症，口渴作干，饮水，不可服此方。

治妇人虚羸，有鬼胎，癥块，经血不通。

芫花三两，炒黄色

为末，每服一钱，桃仁煎汤下。

治妇女癥瘕，并男女痞块，诸药不效，神方。

冬青叶连枝，三十斤　蓼花十五斤

同入铜锅内，用水二三桶，煎至半桶，捞去渣，再用微火熬成膏，至半碗。取起，稍冷。加狼毒末五钱，樟脑三钱，真麝香一钱，共研极细，入膏内，搅匀，磁瓶收储。用细青布摊贴。

虽年深月久者，一贴即散，神效无比。至于流走污衣，洗之即去，勿以为嫌。但此药克伐，凡遇妇女必确知真是癥瘕，乃可摊贴。若系胎孕，万勿轻用。

又方

只用冬青叶一味，捣烂入酒糟，同炒热，包患处。冷则易之，四次即愈。

又方

猿猪肝见前。

# 血崩并赤白带下诸症

治血山崩，秘授神方

寻白毛黑肉雄鸡一只，吊死，水泡去毛并肠杂不用。将金樱子根洗净，切片，入鸡肚内。酒煮熟，去药，将鸡酒任意食之。即愈。

治血山崩，屡试屡验方

熟地　当归　白芍　阿胶蛤粉炒　荆芥穗　地榆各一钱　川芎五分

水一碗，煎七分，空心服。

治血山崩，经验效方

当归　白术　生条芩　金钗石斛各二钱

加艾叶三片，水三碗，煎七分，服之神效。

治血山崩秘方

火漆不拘多少，入无油锅溶化，炒黄黑色，候黑烟尽，白烟起，取出，研极细末。每服三钱，空心，好酒调服。至重不过三服，即愈。此方用漆，须周身退麸皮，方可用得。

治血山崩简易方

核桃仁十五枚，烧灰，存性，研末，作一服。空心，温酒调服，即止。

或生藕取汁，冲热酒服。或藕节七个，煎汤服。或莲蓬，煎汤服。俱效。

治血山崩初起方

用五灵脂末，半生半炒，每服二钱。温酒调下，能行血止血，极妙。

治肝经有风，血崩者，即验神方

防风去芦，炙赤，为末。每服三钱，酒煮白面汤，空心服。

治血崩晕倒，忽然暴下，血流盈盆。看看至死，或时崩不断，即服千金止血散。立效。

贯众检雌雄者一对，长者为雄，小而圆者为雌。共烧灰，存性，研为细末，黄酒送下。

治崩中，赤白带下

用墓头回一把，其草出河南。水酒、童便，各半盏。新红花一捻，煎七分，临卧服。近者一服，远者三服，其效如神。

治赤白带下，年久黄瘦不愈。服之一斤，止带成胎，并男子白浊。**神效方**。

荞麦粉一斤，炒黑为末，用鸡蛋清为丸，如桐子大。每服五十丸，空心，淡盐汤，或好酒下，晨夕二服。

治赤白带下，不能成孕者

服**收带丸**，神效方

香附四两　白芷二两　石硫黄入豆腐，煮一昼夜，取硫黄一两。

花椒共为末，蜜丸，桐子大。每服二钱，红米酒酿下。白滚水，亦可服此。经水调，带自止。

治赤白带下神效方

棉花子炒焦，存性，一两　柏子炒焦，存性，三钱共为细末，空心，服三钱，黄酒调下。

治赤白带下，月经不行，不能育者

白矾　蛇床子各等分，为末

醋糊为丸，如弹子大。用绸包裹，线扎紧留线头尺许，引过笔管，送入玉户内三四寸。取出笔管，留线在外，定坐半日。俟热极，带线取出。等小便后，再换一丸，如前送入，良久，病囊随药而出，永除此患。

又方

鹿角煅，存性

为末，每用甜酒调服三钱。

治赤白带下

龟甲　鳖甲各醋炙，四两　牡蛎火煅，二两

共为末，醋糊为丸，如桐子大。早晚二次，温酒下三钱。

又方

赤者用红鸡冠花，白者用白鸡冠花。每早擂碎，冲甜酒，去花饮酒。忌用热酒。

治白带如神

风化石灰一两　白茯苓二两

共为细末，水丸，如桐子大。每服三十丸，空心，白滚汤下。

治白带神方

硫黄不拘多少，将豆腐剖中心，入硫黄在内，仍用豆腐盖好。用砂锅一口，底内以草铺好，置豆腐于草上，仍用草盖之。入水煮一日，频频添水，煮豆腐黑而止。取出硫磺，研为细末。再用白芍纸包，水浸湿，火煨，切片为末。各等分，一处和匀，水打面糊为丸，如桐子大。每早空心，服五分，好烧酒送下。服五日，即效。如未愈，每早再加五分，即效。

治血崩血淋神方

美人蕉一大片，锅内炒，存性，为末。黄酒调服，立效。

# 种子五方



庞夫人，年三十九岁，无子。服此丸十四日，即有孕，后生九子。此方夫妇可同食。

吴茱萸　白附子炒　桂心　人参各四钱　陈皮　茯苓各一两　五味子　石菖蒲各四钱　白芷　白蔹各一两　厚朴　当归各三钱　牛膝　细辛各五钱　乳香二钱　没药八分

药十六味，择壬子日，共合细末，炼蜜为丸，如细小豆大。每早空心，服十五丸。温酒下，不可多服。经尽后三日，连进三服。交合必有孕，不必再服，恐双生也。

妇人种子奇方

寻白毛乌骨鸡一只，要蓬头、绿耳、五爪者佳。生蛋取用一个，以艾五钱，陈黄酒一斤，煎滚五六次。将艾捞出，入前蛋一个，煮老去壳，用细银针刺孔七个。

入酒内再煮，以老为度。连酒蛋服之。如经前腹痛者，只饮酒，勿吃蛋。

以上酒蛋，须经前服之。调经、活血、暖子宫，真秘验之奇方也。

种子仙方

用鱼鳔一斤，切碎，以麦麸炒成珠，去麸。黑芝麻一斤，另炒，共为细末。将一半炼蜜为丸，一半米糊为丸。每早，男、妇，和匀，各服五钱，好酒送下。

种子药酒方

核桃肉　黑小豆各八两　圆眼肉四两　当归一两　肉桂三钱　砂仁一两　生地一两　广木香五钱　枸杞一两　麦冬一两，去心　白酒浆　好烧酒各五斤

上药用绢袋盛之，同二酒入坛内，封固月余，随意饮之。

丸药方

鱼鳔胶蛤粉炒，一斤　枸杞子去梗　当归　杜仲盐水炒　牛膝　沙苑蒺藜略炒　核桃肉各八两

共为细末，蜜丸，如桐子大。空心，白滚水下，每服三钱。

# 验胎并保胎、转女为男法五方



验胎方

妇人经水不行，已经三月者。

用川芎为末，浓煎艾叶汤，空心，调下二钱。觉腹内微动，则有胎也。脐之下动者，血瘕也。连服三次。全不动者，是血凝滞病也。

治妇人经水过月不来，难明有孕无孕。

好醋煎艾，服半盏后，腹中反痛，是有孕。不痛，是无孕。

转女为男法

凡妇人始觉有孕，即取明雄黄一两，以缝袋盛之，佩于身左，则生下必男。现有以佩小肚下验者。

治妇人三四个月小产，服保胎丸，永不小产。

续断酒炒　杜仲盐水炒，断丝，各半斤

共研末，益母膏丸，如绿豆大，每服三钱。空心，黄酒下，红米汤亦可。

妇人怀胎至三四个月，必堕，不肯服药者。

用四五年老母鸡煮汤，入红壳小黄米，煮粥，食之。不数次，而胎安完固，至满月而生矣。

# 胎前三十八症

内十三症附胎前经来一条



一症　胎前恶阻

其症胎前吐逆，不思饮食，腹内作痛。乃胎气不和，因而恶阻。用和气散，去丁香、木香，一剂而安。

**和气散**

丁香　甘草各三分　木香　砂仁各五分　陈皮　紫苏梗　厚朴　小茴各八分　苍术四分

水煎，加益智、霍香服。

二症　胎前潮热气痛

此症内受热毒。宜用五苓散，二三剂而安。

**五苓散方**

白术　茯苓　泽泻　猪苓　肉桂　黄芩各等分

水煎服。

三症　胎前发热

此症胎前小腹作痛，口燥喉干。乃受热过多，更伤生冷，阴阳不和。宜用草果汤。

**草果汤**

川贝　白术　茯苓　青皮　柴胡　黄芩各八分　草果一个　甘草三分

水煎，空心服

四症　胎儿攻心，不知人事

此因过食椒、姜、鸡肉热物，积在胎中。更兼受热、受饥，以致双足乱动，不得安。宜用调中和气散，后用固胜丸，通利母子，即安。

**调中和气散**

大黄　石膏各一钱　槟榔　枳壳　知母　川连　柴胡各三分　黄蘖五分

水煎，空心服。

**固胜丸**此丸治孕妇大便闭结不通，双足乱动者，服之。

江子去油，壳，十枚　百草霜等分

共为末，米糊为丸。葱白汤下七丸。此方过霸，不可乱用。

五症　胎前气紧

此症过食生冷，兼有风寒，肺经生痰，气紧。宜用紫苏汤、安胎散。

**紫苏汤**

紫苏　苏梗　枳实　贝母　大腹皮　知母　当归　石膏各八分　甘草　北五味各三分

水煎，空心服。

**安胎散**

阿胶　人参　当归　生地各一钱　茯苓　小茴　八角各八分　川芎　甘草各五分

水煎，空心服。

六症　胎前咳嗽

苏子　麻黄　知母　苏梗各八分　杏仁　石膏　枳实各一钱　甘草　北五味各五分

水煎，空心服。

七症　胎前口鼻流血

此因伤热，致血乱行，恐冲伤胎络。宜用衄血丸凉胎，不可用四物汤。

**衄血丸**

丹皮　白芍　黄芩　侧柏叶炒，各八分　蒲黄一钱，炒黑共为末，米糊为丸，滚汤下。

八症　胎前泻痢

此因过食椒、姜、鸡肉、热物，入脾、大肠，火燥必变成痢也。初起一二日，用甘连汤，立效。如泻久，孕妇形瘦，精神少者，母子两亡，不能救也。方见经期三十二症。

九症　胎前漏红，来如经期，一月一至。

此因胎漏。宜用小乌金丸，立效。

**小乌金丸**方

海金沙煅，三钱　僵蚕　川芎各五钱　苍术四钱　厚朴六钱　百草霜五分　防风　当归　小茴各五分　侧柏叶五分

共为末，米糊为丸，如桐子大。滚水送下一百丸。

十症　胎前白带

此乃胎气虚弱之故，先用扁豆花酒炒，服后用闭白丸。

**闭白丸**方

龙骨　牡蛎　海螵蛸　赤石脂各五钱

共煅为末，米糊丸，如桐子大，酒送一百丸。

十一症　胎前赤带漏红，如猪血水不止。

此症其妇精神短少，急用侧柏丸，立效。

**侧柏丸方**

侧柏叶　黄芩各四两

蜜丸，桐子大，白汤送一百丸。

十二症　胎前气急咳嗽

此症气急动红，咳嗽不止，其红应月期而来，日午心热，人皆作痨症，治不效。宜先用逍遥散退热，后用紫菀汤止嗽而安。二方见月经症第四症。

十三症　胎前动红

此因食饱，跌伤，恶气，血破，如流水不止。急用胶艾汤，止其血。次用安胎散，饮固其胎。但安胎散，强壮者，初起三五日宜服。虚弱者，日久不治。胶艾汤，方见经门二十六症。

安胎散，方见胎前门第五症。

十四症　胎前小便不通

此症名为转脬，用车前八珍汤。

**车前八珍汤**

白术　茯苓　甘草　当归　熟地各二钱　人参　川

芎　白芍　车前子各一钱

水煎，空心服。

十五症　胎前大便不通

此亦名转脬，与前症小便不通同治之。

十六症　胎前小产

有孕三四个月而小产者，若不调治，恐再孕有失。宜用益母丸，服之万无一失。

**益母丸**方

益母草　当归各四两

蜜丸，桐子大。每早，白滚汤下三钱。

十七症　胎前怔忡

孕妇心常恍惚，遍身发热，乃气血虚弱，受孕不过，宜用朱砂汤。

**朱砂汤**

朱砂研末　猪心一个

水一盅，煎。调朱砂末，服之效。

十八症　胎前浮肿

此乃血气虚弱所致。忌用通利之药，恐伤胎也。宜用大腹皮汤。

**大腹皮汤**方

大腹皮　五味皮　青皮　陈皮各一钱

水煎，空心服。

十九症　胎前阴门肿痛

此乃胎不能运动所致。宜用安胎顺血散。此方见第五症。加诃子，水煎七分，服。

二十症　胎前遍身酸懒

此症面色青黄，不思饮食，精神困倦。只因少血不胜，难养胎元。宜用四物汤。

**四物汤**

当归　熟地各一钱　川芎　白芍各八分

水煎服。

二十一症　胎前下血

看其妇形胜者，三五日间，急投安胎散。若形瘦虚汗出，四肢无力，面色成灰，乃病久矣，不必治也。

二十二症　胎前脚气

此乃下气虚弱，可用生血行气之剂。服乌药顺气散。

**乌药顺气散**

秦归五钱　川芎一钱　台乌钱半，炒　陈皮一钱　枳壳一钱　桔梗一钱　白芷一钱　麻黄八分　甘草五分

生姜点酒服。

二十三症　胎前中风

其症牙关紧闭，痰涎，不知人事。因多食生冷并风邪所致。先用黄蜡膏。

**黄蜡膏**

黄蜡　麻黄　枯矾各等分

为末，溶化，擦牙关。

二十四症　胎前瘫痪

此症胎前手足不能动，乃胃里有痰凝住血气所致。宜用乌药顺气散，出汗即效。方载二十二症。

二十五症　胎前腰痛

此症乃血脉阴胎不能养肾，以致水枯而腰痛。宜服猪肾丸。

**猪肾丸**

猪腰一个

入青盐二钱，焙干为末，蜜丸，如桐子大，空心酒下五十丸，即愈。

二十六症　胎前头痛

此因风邪入脑，阳气衰也。当用芎芷汤。

**芎芷汤**

甘草五分　菊花　川芎　白芷　石膏　白芍　茯苓各一钱

姜三片，水煎服。

二十七症　胎前泄泻

此症有四治：春用平胃汤；夏用三和汤；秋用五苓散，减去肉桂加滑石、甘草；冬用理中汤。

二十八症　胎前心痛

用十指散治之。

**十指散**

草果一个　元胡　没药各八分

酒煎服。

二十九症　胎前忽然倒地

此乃血少不能养胎，母无精神，承胎不住，头昏目暗。不须服药，饮食培补，自愈。

三十症　胎前大便虚急

此乃脾土燥，大肠涩阻。只宜理其脾土，通大肠，不可用硝黄，宜用一枳汤。

**一枳汤**

枳实二两

水煎，不拘时服。

三十一症　胎前遍身瘙痒

此因有风，不宜服药，用樟脑调酒，遍身擦之。

三十二症　胎前阴门痒甚

此因有孕，房事不节，阳气留畜而作痒。宜用川芷汤。

**川芷汤**

川椒一两　白芷一两五钱

水煎服。

三十三症　胎前乳肿

此症名为内吹。生寒作热，用皂角散，立安。

**皂角散**

皂角一条，烧灰，存性

研末，好酒送下。

三十四症　胎前喉痛

此因伤风，咽喉热痛。宜用升麻苏梗汤。

**升麻苏梗汤**

升麻　苏梗　甘草各八分　防风　元参各一钱

水煎服。

三十五症　胎前消渴

此因血少，三焦火胜而然。宜用四物汤加川檗、生地或六味地黄丸亦可。

三十六症　胎前耳鸣

此肾虚也，宜用猪肾丸。空心，酒下七日，立安。方见前一十五症。

三十七症　胎前潮热不退

此症胎中发热，腹中作疼。孩儿十月满足无妨。若七八个月潮热，母子难保。

三十八症　临产不生

此因水干，孩儿不下。可用益母散，生其水，水泛船行。若生儿不下者死。

**益母散方**

麝香一分　白芷　当归　滑石各一钱　益母草三钱　肉桂八分

水煎服。

# 增补胎前二十六症



治胎漏如神

苎麻根去黑皮二两，洗净捣碎，同米煮粥食之，屡验。如下黄水，或如赤豆汁，加白银五两，或银首饰。用水煎服，并治胎动不安。

治一切漏胎，并下血不止，胎气不安，或心腹痛。

当归　川芎各五钱

酒煎，入童便一盏，一服见效。

治胎将坠欲死者

怀生地酒炒，二两　砂仁一两

水、酒各一碗，煎一碗。分作二次服，立效如神。

治胎动下血，腰痛腹痛，抢心困笃者。

葱白十四根，煎浓汁，饮之。未死即安，已死即出，未效再服，或加川芎亦妙。

治胎上攻心

葡萄煎汤，饮之即下。根与藤叶亦可。

治胎堕，压脬不得小便，胀急危困者。用橙一条，搭板门一扇，令患妇仰面倒卧其上，头低脚高，其胎自上，小便即自出。真妙法也。

又方

令老妇人用香油涂手，自产门入，轻轻托起其胎，溺出如注，胀急顿消，妙不可言。

护胎法

凡孕妇，一切热病及内外诸症，恐伤胎孕者。取灶心土为末，用井底泥调敷心下，即无患矣。

凡妇人生子，每患惊风，当于怀孕三月成形之时，服五花汤，永除风患。

**五花汤**

土红花　靛青花　益母草花　桂花　净银花

以上五花，各阴时收取，阴干存储。每用花各五分，水煎，空心服。隔一二日，再煎一服，如此四五次，能保生子永无惊风。神方也，不可轻视。

加人参五分更妙，如无亦可。

治孕妇从高堕地，腹痛不止。

生地　益母草各二钱　当归　黄芪各一钱，炒

姜水煎服。

治孕妇失堕，以致腹痛下血，胎动不安者。

砂仁去皮，微炒

为末，每服二钱，热酒或米汤下。觉胎热即安。

又方

佛手散服之，亦效如神。

治一切堕伤动胎，腹痛下血。

砂仁三两，于熨斗内炒熟，去皮取仁，为细末。每服三钱，热酒调下。或陈艾煎汤，加盐调服俱效。或鱼胶切片，同鸽粪炒成珠，去粪取珠为末，酒调服三钱。俱效。

治孕妇儿在腹中啼者

取空屋内鼠穴中土一块，令孕妇含之，即安。

治孕妇腹中儿哭

此因孕妇登高举臂，儿口中所含脐带上疙瘩脱落，故此作声。可令妇曲腰就地，如拾物状，则疙瘩仍入儿口，即无患矣。

治孕妇心痛不可忍

盐一撮，炒红，冲酒服。

治孕妇心腹猝痛不可忍者

失笑散服之，神效。

**失笑散**方

良姜　蒲黄　香附　灵脂半生半炒，各等分

为末，温酒调服。

治孕妇猝然心痛欲死

白术四钱　赤芍三钱　炒黄芩一钱

水煎服。

治孕妇下血不止

鹿角屑　当归各五钱

水三盅，煎盅半，顿服。两服即止。

治孕妇忽然心痛，闷绝欲死者，谓之中恶。

金银花藤叶，煎汤，服之，立效。

治孕妇腰痛，不可忍者

破故纸瓦上炒香，为末

空心，先嚼核桃肉一个，令烂后，以温酒调药末三钱，服之自效。

治孕妇腰痛如折

大黑豆二合，炒香熟

以酒一碗，煮七分，去豆，空心，顿服。

或因闪挫，或因气滞，皆效。

治孕妇不得小便

滑石末，以车前草捣汁，调敷脐下，水调亦可。

治孕妇患淋，小便热痛而数。

地肤子连茎叶五钱

水四升，煮二升，分三次温服。

或饮鲜汁亦可。

治孕妇下痢赤白灰色，并泄泻腹痛，垂危者。

黑豆二十粒　甘草二寸，半生半炒　大罂粟壳五个，

去顶筋，半生半炒

共为末，姜三片，水煎，空心服。

治孕妇中风，口禁，言语不得。

白术一两半　川独活一两　黑豆炒，一合

共合一处，水三升，煎一升半，去渣分四次，温服。口禁者，撬开灌之，得汗即愈。

治胎前产后，一切危急诸症

凡孕妇扑跌，子死腹中，恶露妄行，疼痛不已，口禁欲绝，用佛手散探之。若子死腹中，立刻送下，腹痛即止，子母俱安。

又治临产艰难，胞衣不下，及产后血晕，不省人事，状如中风，血崩，恶露不尽，腹中血刺绞痛，血滞浮肿，血入心经，语言颠倒，如见神鬼，血气相搏，身热头疼，似疟非疟。一切胎前产后危急狼狈垂死等症，并皆治之。丹溪云：催生只用佛手散，最稳而效速。

**佛手散**

秦归一两，酒洗　川芎七钱

各等分，挫作四服。每服先用水一盅，煎将干，入酒一盅半，煎五七沸，温服。口禁者，撬开灌之。约人行五里许，再灌一服。尽此四服，便立产神效。

如难产，横倒，子死腹中，先用黑豆炒熟，入白水、童便各一盏，用药四钱，煎服。

如胞衣五七日不下，人将垂死，及矮石女子交骨不开者，加龟板及生育过妇人头发，烧灰为末，各三钱，酒调服。产后血崩加白芍。



治妇人胎前产后中风，俱效

**古拜散**

荆芥穗焙燥

为末，每服二钱，豆淋酒调服。

治胎前吐血，神效方

先服生地汤四贴，后用橄榄汤五六剂。

**生地汤方**

生地三两　百部四钱　阿胶四钱　白芍八钱　莲肉三钱　川贝母六钱　条芩八钱　山豆根去老头一钱，用三钱

水煎服。

**橄榄汤方**

生地八钱　百部钱半　白芍　紫菀　元参　川贝各一钱　北五味九粒　山豆根八分　黄芩钱半　石莲六分

橄榄二枚为引，将药入罐内，水煎纸盖不封，用小刀一把压之，只一人于净室中，缄默不言，煽炉缓火而煎。煎好与病人，面向东服。

# 产后十五症

后附产后必要归芎丸方



一症　产后血气痛，遍身发热。

此症产后余血不尽，腹中作痛。当去其余血，其热自退。用红花散方。见经行六症。

二症　产后血尽作痛

此乃腹中虚痛，若有潮亦是虚潮。用四物汤加茴香、乌药、乳香、木香、五灵脂、麦芽入内煎服。四物汤方，见胎前二十症。

三症　产后恶血发热

此症内伤外感，宜服五积散。方见经门二十三症。

四症　产后咳嗽

此症产后伤风变咳嗽，宜用小青龙汤。

**小青龙汤**

甘草　干姜各五分　五味子三分　杏仁钱半　半夏一钱

姜三片，水煎服。

五症　产后子宫突出

此症用鲤鱼，烧灰存性，研末，清油调擦，即愈。

六症　产后瘕痘突出

此症先用连翘散，后用黄蜡膏，立效。方见胎前二十三症。

**连翘散**方

连翘　黄芪　瓜蒌根　防风　山栀各一钱　甘草五分

每服三钱，水煎七分，服。

七症　产后一月，恶血重来。

此因产后未满一月，夫妇交媾，摇动骨节，以致血崩不止，昏迷，不知人事。急以金狗散治之。方见前月经门七症。

八症　产后气急

凡产后气急，泄泻不止，烦热口干，乃外热内虚，必死之症，不必治。可用补中健脾之剂。

九症　凡产后舌黑如尘，口干无津液，乃肾欲绝，亦死症不治。

十症　产后谵言，乃恶血攻心，上胜下虚，亦死症也。

十一症　产后吊阴，与经门第十七症同治，即愈。

十二症　产后三四日，瘀血停住作痛。

凡产后瘀血疼痛，经流不止，必还有一子死在腹中未生。急服救母方。

**救母方**

益母草　艾心各一把　童便　麻油　老酒各一碗

以草、艾二味捣汁半茶碗，将童便等三味冲入二味，再加蜜五匙，调服。瘀血出，疼痛止。如有死儿，亦即出矣。

十三症　胎衣不下

此因身衰，血少，以致干涩不出。宜用芎归汤。更宜审其妇，衣胞在胸膈者，难治。在小腹者，用破灵丹。

如产妇面色青黄，口舌黑，指甲青者，此子死也。

如子死腹中，肚腹必冷，用斩烂丹打下死胎，以救其母。

若面色青黄，指甲红者，其子即生，不可用斩烂丹。失录。

**芎归汤**

川芎　当归各二钱　益母草一把，取汁

和老酒，煎服。

**破灵丹**

红花一两　苏木五钱

生酒煎服。

十四症　分娩艰难，产下婴儿不哭若死者。

脐带切莫剪断，宜用灯火缓缓烧断，阳、气两补，自然母子俱活。

十五症　产后必要归芎丸

此方生产后，煎服一贴。去败血，止腹痛，并除妇人一切杂症。

**归芎丸**

当归五钱　川芎　红花　山楂各二钱

水煎八分。产毕上床坐定即与热服。凡孕妇临月，可即预备，收磁瓶内，勿走药气。则取用甚便，渣再煎，停一时服。

# 增补产后十九症

妇人产后血晕，服黑龙丸，神效。

**黑龙丸**

真琥珀、白茯苓等分

为末，用黑豆一盅，炒焦。以黄酒淬，入锅内，去，入，将酒调，煎服。灌之立醒。

治产后血晕，昏迷欲死者。

急取韭菜根一大把，切碎，入小口罐内，用滚热酸醋泡之，将瓶口与病人鼻孔相对，使其气入患人鼻内，冲透经络，血行即活，神效。

治产后气绝，血晕，腹绞痛。

用干艾、生姜各五钱，煎浓汤，服之，即效。

治产后血气疼痛

益母草二两　归尾　川芎各二钱

清水煎，入童便、老酒各一小盅，温服。

治产后血晕，及中风，目下视，口角与目外嘴向上牵急，四肢强直，不省人事。

用鸡蛋清以荆芥末二三钱，童便一盏，酒醋一盏，调服。良久即活，甚验。

治产后五七日，中风，咬定牙关，不省人事。

桃仁一两　荆芥穗二两

共为末，每服三钱，水一盅，煎八分，温服。须臾便醒，即效。

治产后血胀闷欲死者

苏木五两

煎浓汁服之，血行而愈。经验。

治产后余血攻心，或下血不止，面青身冷。

刺鲜鸡血一盏，饮之，二三服，即效。羊血亦可。

治产后恶血攻心，或胞衣不下，腹中有血块。

锦文大黄一两

为末，好醋三斤，同熬成膏，丸桐子大。每服五丸，酒或醋半盏，化下。

治产后三日，牙关紧急，眼目直视，四肢冰冷。

用干姜炒黑五钱，水煎，入童便一盏，温服，立效。

治产后晕倒，不省人事，眼黑耳鸣，或中风，口吐涎沫，手足瘛疭。

当归　川芎　荆芥穗各等分

水煎，入童便，温服。

治产后大便不通，膨胀气紧，坐卧不安。

用麦芽一合，为末，温酒调服。良久即通，神效。

治产后大小便不通，将危者。

熟地一两

水煎，服愈。

治产后下血

用百草霜三钱，好酒送下。

治产后阴门肿，下脱肠出不收，玉门不闭。

用石灰五升，炒黄，将灰投入水内，候澄清，趁暖洗之，须臾即止，神效。

治产后阴门肿痛。

用蛇床子二三两，煎水频洗，即愈。

治产后阴门肿极，不可忍者。

用桃仁不拘多少，去皮尖，研碎，入泥涂上，即愈。

治产后阴门痒极，不可忍。

用食盐一两，研末，涂之，即愈。

治产后肠中作痒，不可忍。

用针线袋密安所卧褥下，勿令人知。箭镞亦可。

# 理产回生丹治产后二十症

附经闭、经迟、胎产下血

治产后一切诸症，理产回生丹。

**理产回生丹**

川大黄一个，为末　红花三两，炒黄色，入醋、酒一大壶，煮五六滚，去渣用汁　苏木三两，捶碎，用河水五碗，煎至三碗，去渣用汁　黑豆三斤，用河水五碗，煎至三碗，去渣用汁

先将大黄末，好陈米醋四碗搅匀，文武火熬膏，如此二次，方下前之三汁，一同均合。再以文武火熬成膏，取起。若锅焦，另焙干，为末，入后药在内。

熟地九蒸晒　川芎酒洗　元胡酒炒　香附童便浸，炒　苍术米泔浸，炒　茯苓　蒲黄炒　桃仁去皮　当归酒浸，各一两　三棱醋炒　牛膝醋洗　羌活酒洗　山萸酒洗净，去核　地榆　甘草　白芍酒炒　良姜　莪术醋炒　杏仁去油净，各五钱　人参　牛黄　白术炒　青皮去穰　木

瓜各三钱　木香　沉香各二钱　乳香去油，一钱　乌药一两五钱　五灵脂酒淘，炒，五钱

上药共为细末，以大黄膏捣，为丸，如弹子大。每服一丸，热酒化下，通。口服，恐冷则凝住，不能行耳。

产后头痛，身热，有汗，为伤风。加桂枝末三分，葱姜汤送下服。

产后头痛，身热，无汗，为伤寒。加麻黄末三分，葱姜汤送下服。

产后无乳，加花粉末，黄连末，归尾末，穿山甲末各三分。热酒化下，不拘时服。令产母自揉乳头十余次。

此丹胎前亦有可治之症，但产后更收全功，将产后之症，开列于后：

一、子死腹中

孕妇染病六七日，经传脏腑，热极，以致子死腹中，坠于脐下，不得分娩。命在须臾，急以此丹服之三丸，即下。

二、难产

缘胎气已成，子食母血，临月足，余血成块，呼为儿枕。临产之时，儿枕先破，及将生时，枕破之血包裹

其子，以致难产。若服此丹逐出败血，须臾自生。其横生逆生，可同治之。

三、胎衣不下

分娩既讫，母受其寒，产后血入胎衣中，胀满不下，令人闷胀，饮食不进。急服此丹，逐出衣中恶血，其衣自下。

四、产后血晕，时常眼花见黑者

产后血气未定，还走五脏，奔克于肝，医人不识，呼为胎气。急服此丹，即愈。

五、产后口干心闷

生产三二日后，血气未定，或食面物，面与血结，或聚于心，是以烦渴，不识者，呼为胸膈臃闷。服此丹，百无一失。

六、产后寒热似疟

产后虚羸，血入于脾胃，则寒热，口竭，医人不识，误作疟治，此丹可治。

七、产后四肢浮肿

败血入五脏，传满四肢，不能动运，以致浮肿。不知者，呼为水肿。凡气闭而小便涩，血肿而四肢寒。先服此丹，去其败血后，用利水行气药，即愈。

八、产后血邪如见鬼神，言语颠狂。

产后败血，热极冲心，以致烦躁，言语颠狂，医人不察，呼为邪风，此大误也。急服此丹，即愈。

九、产后失声不语

人心有七孔，因产后败血冲心，流入孔中，为血所闭，以致失声不语，医人不知，呼为脱音失声，宜服此丹。

十、产后泻痢，腹痛。

产妇未满一月，误食生冷、硬酸之物，与血相传，流入大肠，不能克化。或带脓血，或里急后重，以致肠痛不安，服此即愈。

十一、产后百节酸痛，医人不知，呼为湿症。误服别药无效，即服此丹三五丸，去其瘀血，疏通即愈。

十二、产后小肠胀，尿血如鸡肝。

产后调理失宜，欲饮食而不得，兼以怒气所致。余血流入小肠，闭却水道，是以小便涩结似鸡肝。流入大肠，闭却肛门，以致大便涩难，医人不知，呼为五脏淋漓，损伤心肝，以致瘀血成块，形似鸡肝。殊不知败血流入大肠而致。服此丹三丸，立效。

十三、产后下血如山崩

产后恶露未尽，因误食酸、咸、冷、热之物，以致变为血崩。血漏色如肝样，浑身潮热，背膊拘急，胸腹烦闷，不知者以为崩下。但妇人癸水将至，暴下不止，行期过度，故曰崩漏。产后血气正行，失于保养，以成此疾。急服此丹三四丸，即愈。

十四、产后胸膈气满，呕逆不定

产后血停于脾胃，心气相冲不安，胸膈胀满呕吐，偏多医人不知，呼为翻胃。不知胃口不受饮食，故曰翻胃。若产妇血停于脾，心气相冲而为呕逆，如何谓之翻胃？服此丹二三丸，可愈。

十五、产后咳嗽，寒热往来，心烦口干，睡梦多惊，体虚无力，名曰血闭。腹痛面黄，此最难治也。变为骨蒸，治宜仔细。若服此丹不效，虽卢、扁不能救矣。

十六、产后喉中如蝉鸣，败血冲遏于心，转入肺内，气血结块，喉中作声如蝉鸣，闻之以为怪。产后得此，十难救一。服此丹一丸，或可痊愈。

十七、产后面黄口干，鼻内流血，遍身黑点绕顶者。产后恶露，散入五脏六腑，满溢流于肌肤，散于四肢，热结传送不通，此症甚危，十无一生。急以此丹服之，可保无虞。

十八、产后腰痛如角弓者

产妇百日，方脱产禁。今止半月，贪食快口之物，以致烦热不安，经未调治，亏损疼痛。服此丹，可以求救。

十九、产后小便短涩，大便不通，大肠血少，燥热所结，小便淋漓，乍寒乍热，汗常不脱，如醉如痴，眼花，皆属虚症。此丹服之无危。

二十、产后咳嗽不止

加：人参三分　五味三粒　紫苏叶三片

甜酒一盅，煎七分，送丹一丸。

二十一、室女经闭不通

夫室女与妇人不同，经藏于胞络，渐入子宫，至十二三岁出现，始知人道。苟因或喜或怒，寒温失宜，以致血结不行。且宫中癸水不行，如地之阴而干涸也。室女身中亦就是先天，天一生水，地六成之。先服四物汤三剂，使癸水生宫中。然后以回生丹，引道而疏通之佳。

蓬木末二分　赤芍末二分　花粉末五分　姜黄末五分

醋、酒，煎服，再服回生丹，如是则水火既济，何虑其不通哉？切勿信作瘵治。

诗云：经阴何事月经逢，贪食酸咸误损人，饮食当风凉快处，致其血海凝宫中。华池不开三焦热，咽气喉中心腹疼。神功自有回生药，一服能消百病根。

二十二、月经后来，用回生丹，酒化下即愈。一切生冷酸咸之物，宜忌则百无一失，其效如神。

二十三、胎前产后下血

诗曰：胎妇胎痛原来医，四物汤凑理黄芪，艾叶、阿胶兼熟地，川芎、当归、白芷齐，香附更兼紫苏叶，水煎一服更相宜，世人识得元中妙，妇夫和谐子息滋。

此方神效。

# 难产十二症

附死胎并胞衣不下

治妇人分娩，并小产死去者，奇验方。

按产后多因身体虚弱，去血过多，接气不来，故此晕死。不察其理，以为真毙，弃而不救，以致误死。须按产妇心胸，有暖气可救。用鲜益母草、艾叶不拘多少，二味采来捣汁，无鲜者即干亦可，须煎汁半酒盅，或半茶盅，再加童便一酒盅，和匀，趁热，扶起用尖刀撬开牙关灌之。即时复甦，随服扶元神药。

**扶元神药方**

益母草　艾心各十二枚，各长二寸

老酒一碗，黑豆一盅，未生蛋鸡一只，去净毛并肠物，勿令下水，入上四味在内，用麻缚住入瓦罐内，以水一碗半，上用瓦钵盖之，锅内重汤熬熟。先将鸡内酒饮之，然后食肉，连汤吃尽。如此连食三四只，补回元神，即如旧矣。若产妇身浮肿，服之立消。百发百中，功难尽述。

治横生逆产，并治死胎，胞衣不下。

蓖麻子三十粒，研烂，去壳

于产妇头顶上，剃发少许涂之。须臾觉腹中提上，即除去。再于足心涂之，自然顺生。生下即去药，迟则肠出不收。如胞衣不下，只贴足心即下。

治难产，或横，或逆，或血海干涸，以致胎死不下，惶惶无措，死在须臾者。急用皮硝二钱，壮者三钱。若寒天可加大附子，去皮、脐，用二三钱，老酒半盅，童便半盅，入皮硝，煎一二沸，温服，立下。百发百中。

治横生逆产，手足先出者。

其症孕妇欲产时腹痛，不肯舒伸行走，并曲膝眠卧，致儿身不得转，或才转而未顺，用力逼之也。若手先露，急令母仰卧，用细针刺儿手足一二分深，刺三四针，以盐涂之，香油抹之，轻轻送入。儿受痛，惊转，一缩，即正生矣。或足先下，即以盐涂儿足底，搔令知痒，并以盐摩产母腹上，即须生矣。不可任其久下不送，不可妄用催生方药。且手足出，非药可治，又切勿听凶妇，用刀割儿手足，致死腹中，乱搅母腹矣。

治横生逆产，手足先见者

柘树皮不拘多少，用水七八碗，锅内煮熟，连饮二碗，少顷不动，又进一碗，少顷又进，连四五碗。其胎因药气提上，自然转身，顺下矣。先与产母说明，有此好药，绝无为害，不必心慌。

**黑神散**

治横生逆产，并胎前产后，虚损，月水不止，崩漏等症。

百草霜　白芷

勿见火，共为末，每服二钱。以童便、米醋和如膏，加滚汤调服。或童便、酒浸，煎，连进二服。血见黑即止。此药能涸血，又免血涸，甚妙。

治盘肠生

临产肠先出，然后儿生，其肠不收，甚为危急。用醋半盏，新汲水七分，调匀噀生母面，每噀一缩，三噀尽收，真良方也。

又方

伏龙肝为末，即灶心土，温酒，涂顶上，立收。

治临产破水，三五日不下，将死未绝者。

大鱼鳔三寸，香油浸过，灯上烧之，滴下油入酒中，其灰研末，用酒调服，立下。

治胎死不下，指甲青，舌青，胀闷，口中作粪臭。

苍术米泔水浸，炒　厚朴姜汁炒　陈皮各一钱　灵草五分

用老酒同水各一盅，入朴硝五钱，温服三五服，其胎化血而下。屡验。

治胎死不出，胞衣不下。

用黑豆三合，洗净，炒香熟，入醋一大碗，煎五六滚，去豆取汁，分作三四次服之。再以热手顺摩小腹，其胞即下，胎即出。真仙方也。

治胎衣不下

一妇人胞衣不下，胸腹胀痛，手不敢近，用热酒下失笑散三钱。恶露、胞衣俱下。

治胞衣不下，腹中胀急，此即下，迟则不救。

牛膝　川芎　朴硝　蒲黄净，末，各六钱　当归三钱　桂心一钱

共为末，每服五钱。姜三片，生地三分，水煎冲服。

又方

用冷水入醋少许，噀产妇面，神效。

治胎死腹中

芒硝二钱

童便调服，立下。有一猫孕五子，已生一子，四子死在腹中，用此灌之，即下，立效。

又方

鹿角烧灰，存性

为末，老酒冲服三钱，即下。

又方

鸡蛋三个，去黄取清，入醋少许，搅匀含口中，即下。或嚼葱白，即下。

# 催生保全母子十三方

## 催生保全子母神效方

全归一钱，酒洗　川羌活五分　川芎钱半　贝母去心，二钱　白芍酒炒，一钱二分，冬月用一钱　厚朴姜汁炒，七分　生黄芪八分　甘草五分　荆芥穗八分　枳壳面炒，六分　蕲艾醋炒，七分　菟丝子酒泡，晒干，捡净，二钱五分

引用姜三片，水二盏，煎八分，渣煎六分。预服者空心服。临产者随时服。以上照方逐件炮制，称准分两，无不奇效。

上方专治一切胎产，未产者能安，临产者催生。如有怀孕伤损，不拘月数，及腰腹疼痛，服之即愈。其有见红，势欲小产者，危急之际，一服立愈，再服全安。如有足月而交骨不开，横生逆产，或婴儿死于腹中者，此药服之，立刻即下。每服不过二剂。此方异人传授，

因见收生妇人，每每用刀割取，致伤产妇，传此经验奇方，济人无量，无不奇效。

**催生易产方**

黄蜀葵子，焙干为末，热酒调下二钱，如无子，花亦可。

死胎不下，红花煎酒调服。

若胎漏，血干难产，痛极者，并进三服，良久胎中气宽，胎滑即生。须见正产方，可服之。

又方

寻路旧草鞋一枚，取梁上旧绳一条，洗净，烧灰，存性，童便和酒调服三钱。单用酒调亦可。屡试有效，奇方也。

又方

用上好蜂蜜调百沸汤，服之，立产。如胞衣不下，仍前服之，即下。

又方

鱼鳔七寸，用香油炒焦，为末，酒调下三钱，神效。

一方

鲜益母草捣汁七合，煎至一半，顿服，立下。如无新草，煎陈草，汤服之，亦下死胎。如有益母草膏更妙。

一方

用活雄鼠肾一对，加麝香三分，捣烂，作三丸，朱砂为衣，滚汤送下，少时即下。其药丸在男左女右手中捻出。

一方

用鼠肾一对，朱砂、麝香各一分半，共捣烂为一丸，白滚汤吞下，即生。不可入妇人手，一丸可用二次。

一方

用乳香同前丸服，俱效。

一方

取高墙上蛇脱一条，头向下者，焙干，为末，加麝香三厘，以乳调膏，贴脐眼，即下。将膏即去，不可久贴。

一方

蛇脱火煅，为末，五分　巴豆一粒　蓖麻子三粒　麝香一分

同捶饼，临产贴脐上，即下。并治死胎。

一方

蝉脱　蛇脱　小儿头发各等分，烧灰，存性

为末，每用五分，黄酒调服，立下。

一方

取东向槐条三根，当腹痛紧时，折来交产妇，两手紧紧捻住，即下。

# 妇人阴户八症



治妇人阴肿如石，痛不可忍，二便不利。

用枳实　陈皮各四两

炒令香熟，以绢袋盛之，周身上下及阴肿处，频频熨之，冷则又换。至喉中觉枳实气，则痛止肿消，二便俱利矣。或单用枳实一味，炒熨亦可。

治妇人阴硬痛不可忍

用丝绢烧灰，为末，调青鱼胆，以鸭毛蘸搽，自愈。无青鱼，鲫鱼亦可。

治妇人阴翻，出流黄水。

棉茧烧灰，为末，酒调鸭毛，搽之，即愈。

治妇人阴肿作痒

煮蒜汤洗之，盐搽亦可。或杏仁烧灰，绵裹纳阴户中，效。或猪肝烧熟，乘热纳阴户中，俱效。

治妇人阴痒难忍

蛇床子　白矾

二味煎汤，洗之，即愈。

治阴户生疮，痛痒难忍。

此因欲事烦多，损其真阴之气故也。以硫黄同白矾泡汤，洗之。三五次后，再用杏仁烧灰，麻油调搽，即愈。

治妇人阴疮。

用枯矾　五味子　皂角等分

共烧灰，为末，搽之。或桃叶捣烂，绵裹纳入阴户中，亦效。或搽鲫鱼胆，杀虫止痛，亦效。

又方

杏仁不拘多少，烧灰，存性

加麝香少许为细末。如疮口深，用绢袋满盛药，扎口炙热，塞在阴户，立愈。

治妇人阴挺出下脱方

蛇床子五两　乌梅十四个

水五升，去渣，煎热洗之。每日夜三五次，极妙。

# 乳门十六症

治妇人产后无乳，服**涌泉丸**，神效。

漏芦　花粉各一两　穿山甲炒黑，五钱　当归三两　川芎五钱　白芍酒炒，一两五钱　人参一钱　生地一两五钱

共为末，炼蜜丸，如桐子大，每服三丸，早晚黄酒下。

**涌泉汤**方

治无乳

王不留行三钱　穿山甲二钱，炒焦　归身　花粉各钱半　木通　灵草各一钱

共研末，用猪蹄汤一盅，调服。其乳立通。

治乳少

通根草捶碎，三两

猪蹄二枚，共煮烂，去药，饮酒吃蹄，外用葱汤洗乳，即效。又盐炒芝麻，常食亦效。

治乳不通

屋上瓦松　牛膝　归尾各等分

焙，存性，为末好酒调服，日进三五次，即通。

又方

老丝瓜　莲子等分，烧存性

共为末，酒送，出汗，亦效。

治妇人奶花

葛根　地瓜根等分

共为末，米泔水洗净，搽之，即效。

治乳吹无乳者

红枣去核七枚，每枚入鼠屡一粒，烧灰，存性，为末。入麝香一厘，温酒调服。

治吹乳肿痛。

生半夏一个

同葱白捣为丸，用绵裹。如患在左乳则塞右鼻，患右乳则塞左鼻。一夜即消，极效。

治奶吹奶结经验方

瓜蒌一个，碎　荆芥　花粉　银花各一钱　当归二钱　甘草八分

黄酒、水各一碗，共煎一碗，温服。

治奶风并奶上各症

用羊角一个，煅，存性，研末。酒冲服，立效。

治乳痈，未结即散，已结即溃，极痛，不可忍者，服之止痛。因小儿吹乳变成斯疾者，并治。

陈皮去白

干面炒黄，为末，一两　麝香一分，研匀，酒调下二钱。盖被出汗，即愈。

**瓜蒌散**

治乳痈已成，化脓为水，未成即治。

治乳之方，最多惟此，极效。并治瘰疬疮毒，一切痈疽肿毒。

瓜蒌连子二个，同研细　生粉草　当归各五钱　乳香　没药各一钱

老酒三碗，煎二碗，分三次服。仍以渣敷患处。

治一切乳吹乳痈验方

用胡芦巴五钱，入羊肠内煮烂，对中切开，倒出再用净水煎汤，服之。立效如神。

治乳痈溃烂，经年不愈，将见脏腑，只有一膜。

鼠粪以光者佳，土楝子经霜者佳，川楝不可用。露蜂房各三钱，俱煅，存性，研净末，和匀，每服三钱，酒下。闲两日用一服，其痛即止。不数日，脓尽，即生肌收口，神效。

治乳痈乳吹，登时立消

用葱连根捣烂，厚敷患处，以瓦器盛火熨葱，使蒸热出汗，即愈。

又方

韭菜地蚯蚓粪一钱，葱子一钱，共为末，米醋调敷，干则易之，以愈为度。

治乳头破裂

检秋茄子裂开者，阴干，烧，存性，为末，水调敷之，立愈。

治妇人乳头生疮，汗出，疼痛不可忍者。

鹿角三分　甘草一分

共为末，以鸡蛋黄和之，入铜器内，于温处炙热，敷之。每日两次，神效。

治乳痈初起

芝麻炒黑，为末，调油。并灯内宿油，调敷，立效。

# 妇人肚肠生痈，足指生疮三方



妇人内毒

腹痛如刀割，每痛至死，不敢着手，六脉洪数，此肠痈毒也。

用：穿山甲土炒，研　白芷　贝母去心　僵蚕　大黄等分

水煎服，打下脓血自小便中出，即愈。忌煎炒热物。

治肠痈、肚痈，一切诸症

木瓜　白芷　金银花　羌活　连翘　苍术　甘草节各一钱　生地　贝母　牛膝　荆芥各二钱　当归五钱

好黄酒，空心，煎服。

治妇人足指生疮，久而不愈者。

用男子头垢泥和桐油，敷之，即效。

# 方剂索引

## 七画



## 八画



## 九画



## 十画



## 十一画



## 十二画

## 十三画



## 十五画



## 二十一画